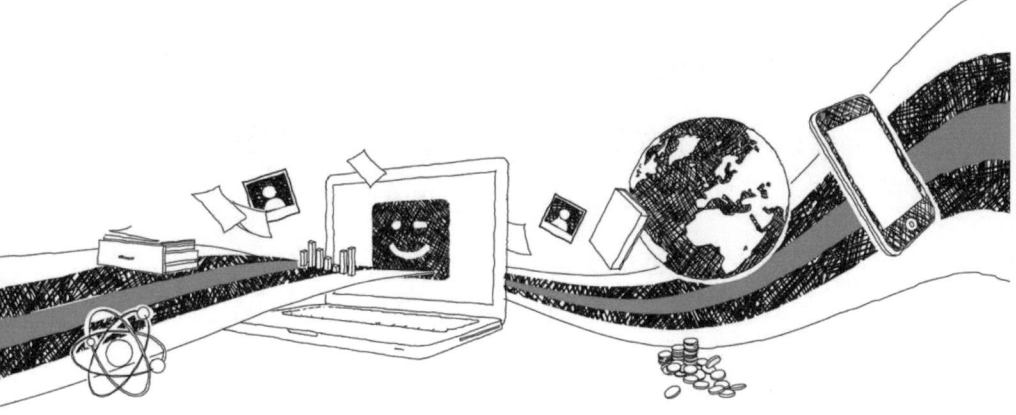
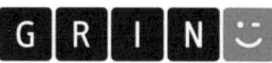

Pflege in spezifischen Handlungsfeldern in der Intensivpflege: Der Skill- und Grade Mix

Chancen und Herausforderungen

Anne-Kathrin Tittel

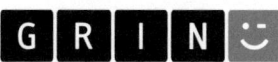

Bibliografische Information der Deutschen Nationalbibliothek:

Die Deutsche Nationalbibliothek verzeichnet diese Publikation in der Deutschen Nationalbibliografie; detaillierte bibliografische Daten sind im Internet über http://dnb.d-nb.de abrufbar.

ISBN: 9783346671561
Dieses Buch ist auch als E-Book erhältlich.

Druck und Bindung: Books on Demand GmbH, Norderstedt Germany
Gedruckt auf säurefreiem Papier aus verantwortungsvollen Quellen

Das vorliegende Werk wurde sorgfältig erarbeitet. Dennoch übernehmen Autoren und Verlag für die Richtigkeit von Angaben, Hinweisen, Links und Ratschlägen sowie eventuelle Druckfehler keine Haftung.

Das Buch bei GRIN: https://www.grin.com/document/1245158

Hausarbeit

Pflege in spezifischen Handlungsfeldern in der Intensivpflege

Der Skill and Grade Mix – Chancen und Herausforderungen

Akkon Hochschule für Humanwissenschaften

Studiengang: Erweiterte Klinische Pflege 2019 - IA

Modul: Pflege in spezifischen Handlungsfeldern in der Intensivpflege

Semester: WiSe 2021/22

Anne - Kathrin Tittel

Datum der Abgabe: 31.03.22

Inhaltsverzeichnis

Genderinformation:

Aus Gründen der besseren Lesbarkeit wurde in dieser Arbeit bei Personenbezeichnungen und personenbezogenen Hauptwörtern die männliche Form verwendet. Entsprechende Begriffe gelten im Sinne der Gleichbehandlung grundsätzlich für alle Geschlechter.

1. Einleitung

Das Gesundheitssystem in Deutschland gerät immer mehr in das Spannungsfeld ökonomischer Interessen. Kostendruck der Gesundheitsbranche, demografischer Wandel und medizinischer Hightech sind aktuelle und viel diskutierte Themen auf internationaler Ebene. Um eine nachhaltige und hochwertig pflegerische Versorgung sicher stellen zu können, wird in dieser Hausarbeit eine Veränderungsstrategie im Rahmen des Change-Managements vorgestellt. Diese Strategie beinhaltet die Neugestaltung der pflegerischen Aufgabenbereiche, welche eine Umverteilung der bisherigen Tätigkeiten vorsieht. Die Rede ist vom Skill- and Grade Mix.

In Deutschland gibt es seit circa einer Dekade bundesweite Forschungs- und Pilotprojekte zur Implementierung des Skill- and Grade Mixes beziehungsweise des Qualifikationsmixes. Da sich die deutsche Umsetzung an die im Ausland gewonnenen Resultate anlehnt, wird der Skill- and Grade Mix beispielhaft mit dem Unispital Zürich und dem Universitätsklinikum Berlin, landesrepräsentativ verglichen.

1.1 Problemstellung

Nicht zuletzt durch die Einführung der DRG`s (Diagnosis Related Groups, übersetzt: Diagnosebezogene Fallgruppen, die ein Klassifikationssystem zur pauschalisierten Abrechnung beschreiben), müssen Abläufe und Prozesse drastisch komprimiert werden, um in vorgeschriebener Zeit mehr Leistung abzuverlangen. Massiver Druck und Stellenabbau der Personalsituation ist die Folge. Traditionierte Pflegeorganisationssysteme befinden sich im Wandel. So wie auch die beinhaltende Thematik, dass jede Pflegekraft gleichgestellt ist und für alles Zuständigkeit und Verantwortlichkeit besitzt. Dies führt in der beruflichen Praxis oft zu einem unangemessenen Einsatz spezieller Fähigkeiten beziehungsweise zur Inflexibilität der effizienten Arbeitsleistung. Als allgemeines Beispiel der eben benannten Ressourcenverschwendung spiegelt die Schnittstelle zwischen Entlassung und Neuaufnahme. Ein Patient muss aus der Not heraus verlegt werden, um Platz für einen neuen Notfall zu machen. Der Bettplatz muss aufbereitet, sprich desinfiziert und bestückt, werden. Administrative Tätigkeiten und Angehörigenarbeit (Information, Gespräch) müssen synchron gesteuert werden. Pflegeprozesse oder Clinical Pathways werden unterbrochen und die Messung von Pflegequalität sowie Patientenoutcome sind erschwert.

1.2 Motiv der Themenwahl

Im Rahmen der Covid Pandemie, der daraus resultierenden rasant ansteigenden Patientenzahl und der ungenügenden Personalsituation, wurde in kürzester Zeit deutschlandweit das Konzept zum Skill and Grade Mix eingeführt. Neue Berufszweige etablierten sich auf den Intensivstationen. So wurden provisorisch Flugbegleiter und

Hotelfachangestellte zu Serviceassistenten, Rettungssanitäter und Speditionspersonal zu Transporteuren und Boten, sowie Freiwillige der Normalstationen zu Pflegeassistenten. Mitarbeiterkompetenzen wurden nicht systematisch erfasst, was zur Folge hatte, dass jede Person seine Grenzen nach Besten wissen selbst stecken musste. Dies wiederum führte teilweise zu Patienten gefährdeten Situationen, aufgrund von Unter- oder Überschätzung seines eigenverantwortlichen Könnens.

Da der Autor dieser Arbeit zur Covid Pandemie in beiden Ländern arbeitete und verschiedene Stationen im Rahmen eines Fachpraktikums miterlebte, konnten Vergleiche im Bezug auf Umsetzung, Pflegeverständnis, Einteilung, Rollen- und Kompetenzprofile gezogen werden. Besonderes Interesse wurde beim Autor zum Thema Kompetenzentwicklung und deren Profile des Skill and Grade Mixes, im Kontext der Neuetablierung in Deutschland und der langjährigen schweizerischen Erfahrung in Bezug auf das Rollenverständnis, geweckt.

1.3 Fragestellung und Ziel

Aus den vorliegenden Aspekten entwickelte sich daraus die Fragestellung: Welche Qualifikationen im Skill- und Grade Mix führen im akutmedizinischen Setting zu einer optimalen Teamzusammensetzung und welche Bedeutung hat dies für den Patienten und die gewandelte Pflegekultur?

Ziel ist es anhand des Vergleiches zwischen Deutschland und der Schweiz, Chancen und Herausforderungen aufzuzeigen und wie diese das Bewusstsein des Gesundheitssektors verändern können.

1.4 Inhaltliche Abgrenzungen

Limitationen dieser Arbeit erfolgten durch den ausschließlichen Bezug des akutmedizinischen Settings sowie der beschränkten Anwendungsgeneralisierbarkeit aus dem Ausland, aufgrund der unterschiedlichen Pflegeorganisationssysteme der jeweiligen Länder. Das Dreyfuss- und das schweizerische PAP- Modell (Patientenorientierte Arbeitsteilung im Pflegeprozess) werden nicht ausführlich erklärt.

2. Theoretischer Hintergrund

2.1 Zentrale Begriffe

Zum besseren Verständnis der im Text vorkommenden Begrifflichkeiten, wurden diese in den nachfolgenden Unterabschnitten erläutert.

2.1.1 Skill- und Grade Mix

Definiert wird der Skill- and Grade Mix, laut dem Positionspapier des deutschen Berufsverbandes für Pflegeberufe (2021), als „die Zusammensetzung von Pflegeteams aus Personen mit verschiedenen Fähigkeiten (Skills – Wer etwas macht) und Bildungsabschlüssen (Grades- Wer etwas darf)."

2.1.2 Der Qualifikationsmix

In Deutschland wird das Synonym Qualifikationsmix verwendet, welches in der Literatur noch nicht einheitlich definiert wurde und beschreibt ähnlich wie beim Grade Mix, den systematischen und bedarfsgerechten Einsatz von Pflegepersonen unterschiedlicher Qualifizierungen. Auf „Skills" (Kompetenzen) konnte bisher nur ein Vermerk auf Würdigung in der Recherche erörtert werden.

2.1.3 Definition Kompetenzen

Kompetenzen sind… „die bei Individuen verfügbaren oder von ihnen erlernbaren kognitiven Fähigkeiten und Fertigkeiten, bestimmte Probleme zu lösen, sowie die damit verbundenen motivationalen, volitionalen und sozialen Bereitschaften und Fähigkeiten, die Problemlösungen in variablen Situationen erfolgreich und verantwortungsvoll nutzen zu können." (Weinert, 2001)

2.2 Das Dreyfuss Modell

Dem Skill- and Grade Mix liegt das Dreyfussische Modell zugrunde, welches ursprünglich von dem Mathematiker und Systemanalytiker S. Dreyfuss und dem Philosoph H. Dreyfuss entwickelt worden ist. Aufgegriffen und auf die Pflege angewendet, wurde dieses Modell 1994 von der amerikanischen Pflegetheoretikerin Patricia Benner und liegt dem Skill- und Grade Mix zugrunde. Dieses Stufenmodell beschreibt den pflegerischen Kompetenzerwerb per durchlaufen der fünf Qualifizierungsstufen: Anfänger, Fortgeschrittener Anfänger, Kompetenter, Erfahrener bis hin zum Experten.

Die erste Stufe beschreibt den Anfänger (Novicen) und ist gekennzeichnet von Erfahrungslosigkeit. Wissen wurde bisher in der Theorie durch beispielsweise Bücher und Checklisten für das jeweilige Fachgebiet gesammelt. Die zweite Stufe stellt den fortgeschrittenen Anfänger (advanced beginner) dar und ist gekennzeichnet durch die Priorisierung von Tätigkeiten auf Grundlage situativer Erfahrungen. Die dritte Stufe bezeichnet den kompetenten Pfleger (Competent). Pflegende in dieser Stufe (in Deutschland zwei bis drei jährige Berufserfahrung) können Situationen schnell verarbeiten und nach Bedarf flexibel verändern und neu strukturieren. Die vierte Stufe beschreibt den erfahrenen Pflegenden (Proficient). Verinnerlichte Abläufe auf ganzheitliche und komplexe Situationen werden unbewusst ausgeführt, sodass der Lernfokus auf Fallstudien und speziellen Pflegeerlebnissen beruhen. Die fünfte und letzte Stufe ist der Experte (Expert). Diese besitzen die Fähigkeit Situationen fein zu differenzieren, um so neue Lösungsstrategien durch vorhandenes Fachwissen anzuwenden.

3. Methodik

3.1 Literaturrecherche

Die Hausarbeit wurde mittels systematischer Literaturrecherche in den Datenbanken Carelit, PubMed und Google Scholar erstellt. Limitationen der Recherche erfolgten durch die Zeitraumspanne zwischen den Jahren 1999- 2021, sowie der Sprachauswahl Deutsch und Englisch. Die Schlagwörter wurden als Freitext oder Medical Subject Headings (MeSH-Terms) eingegeben. Zur Eingrenzung der Suchergebnisse wurden die Suchbegriffe in verschiedener Kombination mit dem Bool`schen Operator "AND und/oder OR" verwendet.

Schlüsselwörter: skill und grade mix, skill mix, grade mix, nurse staffing variation, icu, Ressourcenmanagement, care quality, acute care, Kompetenzrahmen/ Kompetenzprofile Pflege, Qualifikationsmix, Intensivstation, Spital

3.2 Studienauswahl

Zur Beantwortung der Leitfrage im ersten Abschnitt, wurde ein quantitatives Review nach Twigg et al. (2012), eine Querschnittsbefragung der quantitativen Studie nach Aiken et al. (2013), sowie eine Querschnittsstudie nach Aiken et al. (2017) ermittelt und für die vorliegende Hausarbeit eingeschlossen. Durch Verwendung des Beurteilungsinstrumentes „The CASP RCT Checklist" konnten durch 11 Screening-Fragen Einschätzungen zur Validität vorgenommen werden. Für alle ausgewählten Studien lag eine PICO-Fragestellung zugrunde und die Größe der Stichproben war bei allen repräsentativ.

3.2.1 Ergebnisse der Studien

Die Querschnittstudie von Aiken et al. (2017) untersuchte den Kompetenzmix ein 6 europäischen Krankenhäusern im Kontext zu Sterblichkeit, Patientenbewertung und Versorgungsqualität. Akutkrankenhäuser für Erwachsene in Belgien, England, Finnland, Irland, Spanien und der Schweiz auf chirurgischen Stationen, galten als Setting. Die Querschnittsstudie wurde durch Umfragen nach Patientenentlassung von Patienten und

Pflegefachpersonen erstellt. Ergebnis dieser Studie war, dass je höher der Anteil der professionellen Pflegepersonen mit einer Signifikanz geringerer Sterblichkeit, schlechte Patientenbewertungen und weniger Dekubiti einhergingen.

Twigg et al. (2018) untersuchte in einem quantitativen systematischen Review in der Zeitspanne zwischen 2000-2018 auf gesundheitspolitischer Ebene den Zusammenhang zwischen dem Qualifikationsmix des Pflegepersonals und pflegesensitiven Patientenergebnissen. Die systematische Überprüfung legt nahe, dass durch einen höherem Qualifikationsmix patientensensitive Ergebnisse zum positiven beeinflussen werden können.

Eine weitere Studie nach Aiken et al. (2013) beleuchtet als europäische Bestandsaufnahme den Zusammenhang zwischen Arbeitsbedingungen und Qualität der Krankenhausversorgung in 12 europäischen Ländern (Belgien, England, Finnland, Deutschland, Griechenland, Irland, den Niederlanden, Norwegen, Polen, Spanien, Schweden und der Schweiz). In dieser Studie sollten Strategien identifiziert werden, um Pflegekräfte in der Krankenhauspraxis trotz Kostendämpfung, zu halten. Aufgezeigt werden konnte der europaweite Pflegepersonalmangel und der damit einhergehende pflegerische Qualitätsverlust.

4. Teamzusammensetzung

Mit der Einführung des Skill- and Grade Mixes, sowie des Qualifikationsmixes wandelt sich nicht nur das Rollen- und Kompetenzprofil von Pflegenden, sondern verändert in Folge dessen auch ganze Unternehmenskulturen. Um der Frage nachzugehen, wie eine optimale Teamzusammensetzung im Bezug auf den Skill- and Grade Mix aussehen sollte muss als erstes hinterfragt werden, ob sich ein solches Konstrukt verallgemeinerbar implementieren lässt. Aufgrund des vielfältigen Einsatzes des neuartigen Konzeptes im Gesundheitswesen scheint die Antwort darauf, komplex wie auch simpel zu sein. Auf der einen Seite hat jede Gesundheitsinstitution ihre eigene pflegerische Organisation sowie Pflegekultur. Dementsprechend ist die Schwerpunktsetzung der Aufgaben und der Pflegeprozesse unterschiedlich und kann auf der anderen Seite nicht durch ein allgemeingültiges Modell implementierbar gemacht werden. Laut Pflüger, S. (2015, S.20) existiert keine evidenzbasierte Literatur beziehungsweise keine eindeutige Beschreibung zur optimalen Mixfindung, vielmehr werden Methoden zur Personalzusammensetzung im individuellen Kontext vorgeschlagen. Ein Beispiel hierfür, beschreibt Abt (2007, S.5): „Es gilt, die unterschiedlichen Mitarbeitenden mit den jeweiligen Berufserfahrungen, ihren individuellen Fähigkeiten und ihrem Wissen entsprechend ihren Aus- und Weiterbildungen so miteinander zu vernetzen, dass zur Erfüllung der Aufgabe ein idealer Mix von Kompetenzen entsteht. Um dies zu erreichen braucht es Modelle zur Erfassung des Pflegebedarfs und Konzepte zur Beschreibung der unterschiedlichen Kompetenzen des Pflege- und Betreuungspersonals." Was bedeutet dies nun für Deutschland und die Schweiz?

4.1 Deutschland

Um in Deutschland und auch Europa den Qualifikationsmix gut abbilden zu können, bedarf es eines übergeordneten Qualifikationsinstrumentes zur Einschätzung und Zuordnung der Kompetenzniveaus. In Deutschland regelt der „DQR" = „Deutscher Qualitätsrahmen" fachliche und personale Kompetenzen und gliedert diese auf acht Niveaustufen. Diese Einstufung erzeugt eine Vergleichbarkeit von Bildungsabschlüssen nicht nur in Deutschland, sondern im gesamt europäischen Raum. Dieser wird „EQR" – „Europäischer Qualitätsrahmen", der 2008 entwickelt wurden ist, genannt. Resultat ist die Transparenz und Vereinheitlichung verschiedener Bildungsqualifikationen im In- und Ausland, welche Auswirkungen auf tarif- und/oder laufbahnrechtliche Fragen betreffen können.

Der deutsche Berufsverband für Pflegeberufe (DBfK e.V.) appelliert zur längst überfälligen Einführung des Skill- and Grade Mixes. In dem vom Verband herausgegeben Positionspapier (2021) werden zehn Haltungen für den akutstationären Bereich im Krankenhaus zur öffentlichen Diskussion gestellt. Diese wären: „1. Personenzentriertheit ist Voraussetzung für das Patientenwohl, 2. Steuerung des gesamten Versorgungsprozess durch die Profession Pflege, 3. Evidenzbasierte Instrumente sind Pflicht, 4. Sichere Finanzierung ist notwendig, 5. Geschicke der Pflege gehören in der Hand der Pflegenden, 6. Zielplanung für den Anteil an hochschulisch qualifizierten Pflegefachpersonen, 7. Pflegeassistenz braucht gute Ausbildung und qualifizierte Praxisanleitung, 8. Klare Aufgabenprofile für unterschiedlich qualifizierte Pflegende, 9. Koordination und Überwachung durch die Pflegeberufekammern. 10. Pflegeforschung zum Skill-Grade-Mix ist auszubauen." (Vgl. DBfK, Positionspapier 2021)

Die Anfänge des Skill- and Grade Mixes am Beispiel des Universitätsklinikums Berlin sind mit der Akutimplementierung von 2019 im Rahmen der Corona Pandemie (siehe Abbildung 1 im Anhang) sichtlich. Die Qualifikationsuntergliederung erfolgte durch die Kategorisierung in drei Level. Nach aktuellem Stand ist diese weiterhin auf verschiedenen Intensivstationen im Einsatz. Kritisch muss hierbei hinterfragt werden, ob es sich bei diesem Qualifikationsmix eher um einen Skill Mix, anstatt eines Grade Mixes handelt. Alle Level orientieren sich grob nach dem Erfahrungsgrad der pflegerischen Arbeit auf Intensivstation anstelle der eigentlichen Qualifikation. Je nach Aufenthaltslänge als Mitarbeiter einer Intensivstation sind Levelverschiebungen durchaus möglich. Pflegekräfte mit Fachweiterbildung haben vor/ während oder nach Corona keine speziellen oder andere Aufgabenfelder oder Funktionen.

4.2 Schweiz

Auch die Schweiz orientiert sich am empfohlenen EQR und heißt „NQR"- „Nationaler Qualitätsrahmen". So können beispielsweise ausländliche Abschlüsse von Mitarbeitern seit 2008 dem schweizerischen Bildungsniveau zugeordnet werden. Durch das gesundheitliche Bildungssystem existieren in der Schweiz eine Vielzahl an Gesundheitsberufen. Jeder Gesundheitsberuf hat sein eignes Kompetenzprofil und seine eigene Bildungsvoraussetzung. Der Kompetenzrahmen der jeweiligen Ausbildung kann durch weiterführende Berufsbildung stetig erweitert werden. Siehe Abbildung 2.

Auf den Intensivstationen arbeiten derzeit FaGe`s (Fachfrau/-mann Gesundheit), Pflegeassistenten, HF`s (diplomierte Pflegefachfrau/-mann/ Registred Nurse) und Pflegeexperten im Grade Mix zusammen. Der Skill Mix wird hierbei ergänzt durch Kardiotechniker, Dialyseschwestern und beispielsweise Lagerungspfleger. Der ausschlaggebendste Punkt im Vergleich zu Deutschland ist der Bezug zur Patientensicherheit. Jegliche Handlungen die eine akute Gefährdung des Patienten beinhalten, sind durch Pflegeexperten (Pflegekräfte mit Nachdiplom im bestimmten Fachgebiet) auszuführen. Beispielsweise wären dies beatmete Patienten, Patienten am Highflow über 50% Fi02 oder Patienten mit Katecholaminbedarf. Bedienung anderer Geräte im/am Patienten, im Status des Pflegeexperten, müssen mit Zusatzqualifikation belegt werden.

Im Rahmen des PAP Modells (Patientenorientierte Arbeitsteilung im Pflegeprozess) erfolgt die Einteilung der Patienten auf den jeweiligen Intensivstationen in zwei Gruppen (A und B). Die diplomierte Pflegefachperson (HF) arbeitet selbständig mit dem Patientenklientel der Kategorie B oder im Tandem als unterstützende uns ausführende Pflegeperson der Patientenkategorie A. Der Pflegeexperte im Tandem legt die Pflegeinterventionen fest und überprüft die Wirksamkeit der Pflege (Vgl. Abt et al. 2012).

4.3 Herausforderungen

Der Qualifikationsmix und ebenso der Skill- and Grade Mix erfordern ein gemeinsames Pflegeverständnis und den Einbezug alle Mitglieder des Pflegeteams. Wie im Vergleich deutlich wird, liegen die Hauptherausforderungen für Deutschland im Bereich des pflegerischen Paradigmenwechsels. Gewohnte Strukturen und Abläufe, sowie ganze Berufs- und Rollenprofile stehen im gezielten Wandel der Pflegekultur. Einer Kultur, die Aufgabenspektren nicht an die eigentliche Qualifikation anpasst und jeder „alles macht" und die vielfältigen Hochschulqualifikationen zu wenig in die direkte Patientenversorgung integriert (Vgl. Ludwig et al. 2009, S.44). Dazu kommt, dass in Deutschland ist die Teilnahme an Fort- und Weiterbildungsmöglichkeiten oftmals auf der freiwilligen oder gewünschten Basis der Mitarbeiter richtet und ohne verpflichtende gesetzliche Vorgaben.

Eine der schweizerischen Herausforderungen des Skill- and Grad Mixes stellt laut Pflüger das Rollenverständnis neuer Berufsprofile dar. Damit einhergehend die fachliche Hierarchisierung, Führung und Delegation sowie der Förderungsschwierigkeiten des kritischen Denkens und Entscheidungskompetenzen. (Vgl. Pflüger, S. 2015, S.27-30) Es kann zu einer Unter- oder Überforderung der jeweiligen Pflegepersonen im intransparenten Rollenprofil kommen, aufgrund der unterschiedlichen Interpretation des Konzeptrahmens. Dieses wirkt sich unweigerlich auf Motivation, Arbeitsbelastung und Arbeitszufriedenheit aus. Des Weiteren besteht eine andere Herausforderung, aufgrund der Teamerweiterung und deren zunehmenden Prozessschnittstellen, der Minimierung der daraus resultieren erhöhten Fehlerpotentialität.

5. Kritik

Gesamtkritisch muss am Konzept des Skill and Grade Mix betrachtet werden, dass der Teamsetzung ein hierarchischer Workflow zugrunde liegt. Die Teamdynamik die sich aus jahrzehntelanger Teamarbeit geformt hat (das Jeder für Alles Verantwortung trägt) wird nun umgedacht und von höchster Qualifizierung zur niedrigsten, anordnungs- und delegationspflichtig. Der qualifizierende Werdegang verlängert sich und bedeutet für das intensivmedizinische Setting eine Qualifizierung von mindestens zehn Jahren, ehe eine Pflegeperson sich um einen beispielsweise beatmeten Patienten kümmern darf. Die Umverschichtung des Arbeitspensums, welche die Mitarbeiterzufriedenheit verbessern soll, wird auf neue Berufsprofile mit minderwertiger Qualifizierung verteilt. Die Ökonomisierung und die damit einhergehende Optimierung des Pflegepersonals, kann durch den Skill- and Grade Mix dazu beitragen, Geld einzusparen und minderqualifiziertes Personal im Tandem zur Patientenversorgung einzusetzen. Dies könnte jedoch von Nachteil des Patienten sein. In der Beobachtungsstudie nach Aiken et al. (2014) wurde untersucht, welchen Einfluss die pflegerische Qualifizierung versus die Anzahl der Pflegenden mit niedrigerer Qualifizierung auf Patientenmortalität und Patientenoutcome haben. Ergebnis war das die Patientenmortalität in der Gruppe der qualifizierteren, eine fast 30 % niedrigere Sterblichkeit aufwies als die minderqualifizierteren Pflegekräfte. Auch in dem systematischen Review nach Twigg konnten ähnliche Ergebnisse eruiert werden.

6. Fazit

Ausgehend der Problematik des demografischen Wandels, DRG's und des mangelnden Pflegenachwuchses, wurde in dieser Arbeit die Konzeption des Skill- und Grad Mixes mit der Fragestellung einer optimalen Teamzusammensetzung sowie der Bedeutung der gewandelten Pflegekultur, vorgestellt. Im Vergleich zwischen dem etablierten Skill- and Grade Mix der Schweiz und dem neu eingeführten Qualifikationsmixes in Deutschland wurde ersichtlich, dass in beiden Ländern noch Überarbeitungsbedarf vorliegt. Zwar deuten die Studien darauf hin, dass durch eine optimale Personalzusammensetzung im Kontext des Skill- and Grade Mixes die Arbeitsbelastung, Personalkosten, Mortalität des Patienten gesenkt und Mitarbeiterzufriedenheit, Patientenoutcome, sowie Mitarbeiterbindung erhöht werden kann. Da es keine allgemeine Formel der optimalen Teamzusammensetzung gibt, muss die Zusammensetzung im Rahmen des Settings, der vorhandenen Ressourcen und ebenso der Aufwands- und Krankheitsschwergrad bei der Planung beachtet werden, um eine qualitative Patientenversorgung gewährleisten zu können. Grundlegend ist an dieser Stelle die klare Definition der Aufgaben- und Berufsprofile hervorzuheben. Solide Kenntnisse der bestehenden Kompetenzbereiche gelten als Voraussetzung des gegenseitigen Rollenverständnisses. Laut Rettke (2015) besteht die größte Herausforderung im Gesundheitssektor darin, sich auf die Wandlung der gesamten Pflegekultur einzulassen und bereit für Veränderungen zu sein. Da sich Aufgabenschwerpunkte neu entwickeln müssen und sich verändern muss parallel für eine hohe Umsetzungstransparenz im Rahmen des Theorie-Praxis- Transfers gesorgt werden. Aus persönlicher Sicht ergeben sich vielseitige Chancen zur Erweiterung von Karrieremöglichkeiten durch die zwangläufige Akademisierung der Pflegenden. Auch kann somit die Attraktivität und das Ansehen des Pflegeberufes gesteigert werden, doch sehe ich die hart erkämpften flachen Hierarchien in Gefahr. Unliebsame Arbeiten (zum Beispiel Urin ablassen/ Fäkalien beseitigen), Patienten (Delir, Entzug, Psych.) oder schwierige Angehörige werden auf minderqualifiziertes Personal verteilt. Anerkennung und Wertschätzung, egal von welcher Seite betrachtet, kommen zu kurz. Dadurch entsteht Frust und Demotivation. Auch im Buch von Pflüger, S. (2015) wird diese Problematik in wenigen Sätzen aufgegriffen. Quintessenz dessen, wird als Lösungsvorschlag die Möglichkeit der Weiterqualifizierung in Aussicht gestellt. Doch was ist, wenn diese minderqualifizierte Berufsgruppe andere Lebensentwürfe, als die permanente Weiterqualifizierung, hat?

Abschließend lässt sich festhalten, dass das Konzept zum Skill- und Grade Mix in vielen Bereichen und Schnittstellen zur Veränderung eines ganzen Gesundheitssektor führt und damit einhergehend sic neue Herausforderungen aber auch Chancen entwickeln. Wichtig ist festzuhalten, spezifisch hinsichtlich Deutschlands, dass die Grundhaltung patientenorientiert und versorgungsqualifikativ eingeführt werden sollte. Nicht jedoch, um Personalkosten niedrig zu halten. Aus diesem Grund sollte meiner Meinung nach ein immer höherer Qualifikationsmix angestrebt werden.

Literaturverzeichnis

- Abt, T. (2007). Der richtige Mix bringt's!: Handbuch für Projekte zu Skill- und Grademix im Bereich Pflege und Betreuung. Basel
- Aiken, L. H., Sloane, D. M., Bruyneel, L., Van den Heede, K., Griffiths, P., Busse, R., et al. (2014): Nurse staffing and education and hospital mortality in nine European countries: a retrospective observational study. Lancet, 383(9931), 1824-1830. [Online verfügbar] Doi: 10.1016/S0140-6736(13)62631-8
- Aiken, L. H., Sloane, D., Griffiths, P., Rafferty, A. M., Bruyneel, L., McHugh, M., ... Sermeus, W. (2017): Nursing skill mix in European hospitals: cross-sectional study of the association with mortality, patient ratings, and quality of care. BMJ Quality & Safety, 26(7), 559–568. [Online verfügbar] Doi:10.1136/bmjqs-2016-005567
- Aiken, L. H., Sloane, D. M., Bruyneel, L., Van den Heede, K., & Sermeus, W. (2013): Nurses' reports of working conditions and hospital quality of care in 12 countries in Europe. International Journal of Nursing Studies, 50(2), 143–153. [Online verfügbar] Doi:10.1016/j.ijnurstu.2012.11.009
- Benner, P. (1997) Stufen zur Pflegekompetenz. From Novice to Expert. Huber, Karlsruhe
- Bundesministerium für Bildung und Forschung (2017): Der Deutsche Qualifikationsrahmen für lebenslanges Lernen. [Online verfügbar] https://www.dqr.de/dqr/de/der-dqr/was-ist-ein-qualifikationsrahmen/was-ist-ein-qualifikationsrahmen_node.html
- Ludwig, I., Matis-Jäggi, F., Horlacher, K. (2009): Ein Umdenken in der Pflege, Care Management 2009/2, Nr.3, Spektrum
- DBFK (2021): Gute Pflegeteams für beste Versorgung: DBfK veröffentlicht 10-Punkte-Papier zum »Skill-Grade-Mix« im Krankenhaus. [Online verfügbar]: https://www.dbfk.de/de/presse/meldungen/2021/DBfK-veroeffentlicht-10-Punkte-Papier-zum-Skill-Grade-Mix-im-Krankenhaus.php
- Pflüger, S. (2015). Skill- und Grademix und Ressourcenmanagement im Pflegedienst. Akademiker Verlag.
- Rettke, H., Frei, I., Horlacher, K., Kleinknecht-Dolf, M., Spichiger, E., Spirig, R. (2015): Pflege im Vorfeld von SwissDRG – Erfahrungen von Pflegenden mit interprofessioneller Zusammenarbeit, Führungsverhalten, Arbeitslast und Arbeitszufriedenheit. Verlag Hans Huber, Hogrefe AG, Bern Pflege 2015; 28 (3): 133 – 144 [Online verfügbar] DOI:10.1024/1012-5302/a000421
- Twigg, D., Duffield, C., Bremner, A., Rapley, P., & Finn, J. (2012). Impact of skill mix variations on patient outcomes following implementation of nursing hours per patient

day staffing: a retrospective study. Journal of Advanced Nursing, 68(12), 2710–2718. [Verfügbar online] Doi: 10.1111/j.1365-2648.2012.05971.x

- Weinert, F. (Hrsg.) (2001): Leistungsmessungen in Schulen. Beltz, Basel. S.27f

Anhang Abbildungen

Abbildung 1 – Qualifikationsmix (2019) Charité Einarbeitungsbogen Station 203I

Anmerkung der Redaktion: Die Abbildung wurde aus urheberrechtlichen Gründen entfernt.

Abbildung 2 – OdaSante (2014) - Schweizerische Bildungssystematik. Bern

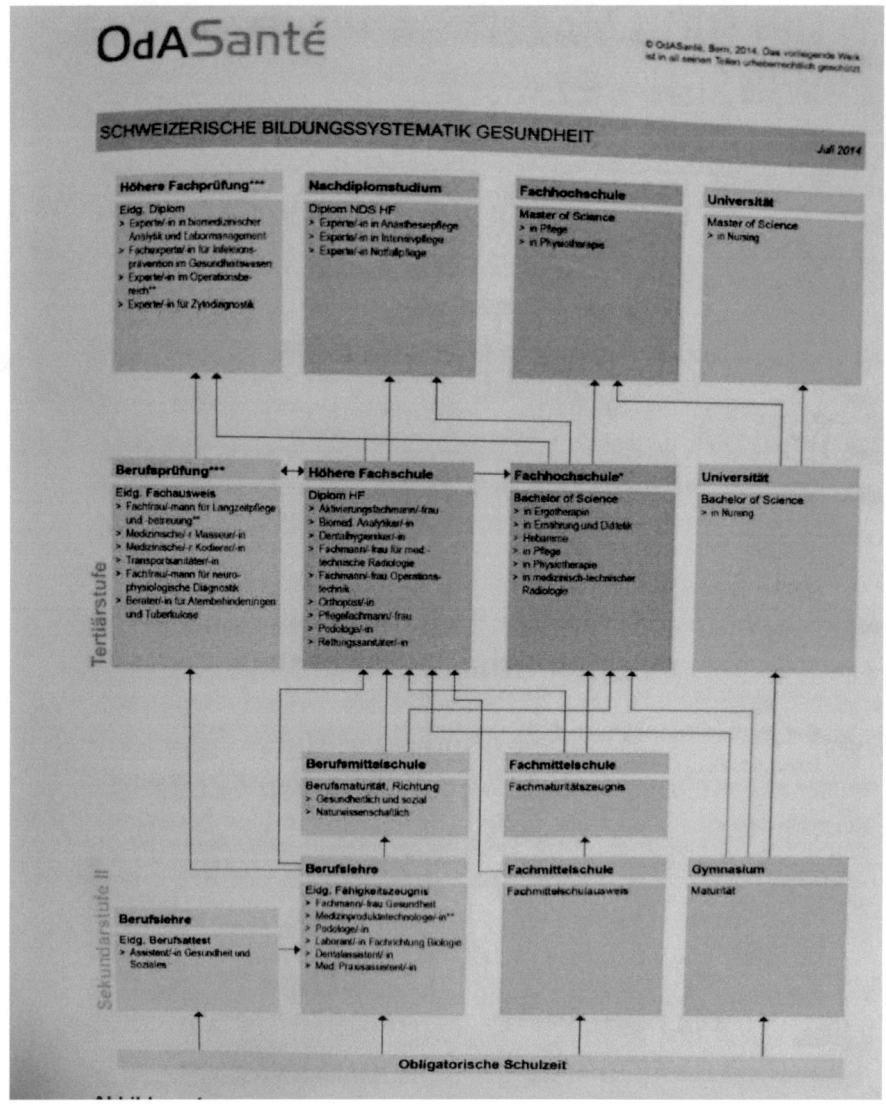

Quelle: Pflüger, S. (2015). Skill- und Grademix und Ressourcenmanagement im Pflegedienst. Akademiker Verlag. S.9

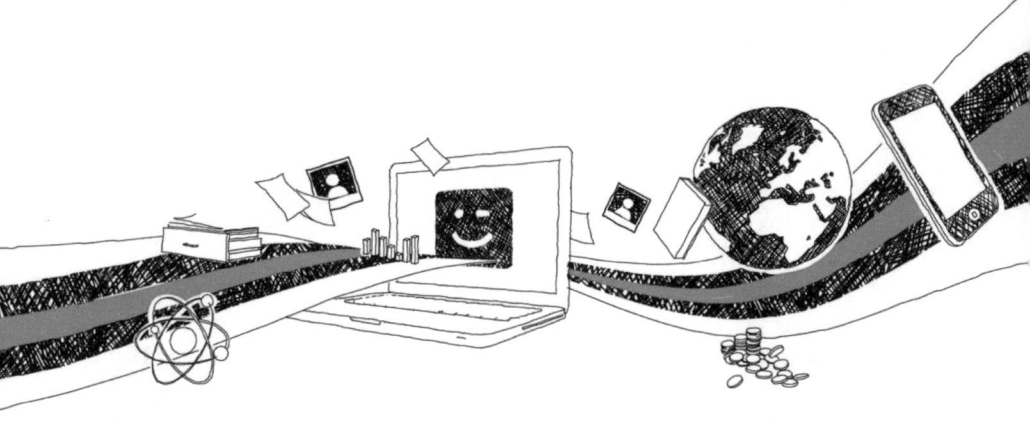
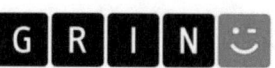